RECHERCHES

SUR LA

LOI D'ACCROISSEMENT DES NOUVEAU-NÉS

CONSTATÉ PAR LE SYSTÈME DES PESÉES RÉGULIÈRES

ET SUR LES

CONDITIONS D'UN BON ALLAITEMENT

Par le Docteur **L. ODIER**

(De Genève)

ANCIEN INTERNE EN MÉDECINE ET EN CHIRUGIE DES HOPITAUX
ET DE LA MATERNITÉ DE PARIS
MÉDAILLES DE BRONZE DE L'ASSISTANCE PUBLIQUE
EXTERNAT (1863), INTERNAT (1867)
MEMBRE DE LA SOCIÉTÉ DE BIOLOGIE ET DE LA SOCIÉTÉ MÉDICALE D'OBSERVATION
DE PARIS.

PARIS

CHEZ GERMER-BAILLIÈRE, LIBRAIRES ÉDITEURS
Rue de l'École-de-Médecine, 17

1868

À LA MÉMOIRE DE MON GRAND-ONCLE

LE DOCTEUR LOUIS ODIER

Professeur de Médecine,
Vice-Président de la Société des Arts de Genève,
Correspondant de l'Institut de France,
Membre de plusieurs Sociétés savantes.

INTRODUCTION

Je venais de passer comme Interne l'année 1865 dans le service de de M. le docteur U. Trélat, chirurgien en chef de la Maternité de Paris.

J'avais vu que le seul et unique moyen de s'assurer d'une manière certaine de la prospérité d'un nouveau-né était de le peser régulièrement tous les jours, afin de voir s'il y avait une augmentation de son poids initial.

Ce système des pesées régulières étendu à tous les enfants de *la Crèche* (nom qu'on donne à la salle des nourrices mercenaires auxquelles on confie les enfants que les mères ne peuvent ou ne veulent pas nourrir) y existait déjà depuis longtemps, car en 1858 il fonctionnait déjà lorsque M. Wieland y exerçait les mêmes fonctions que moi.

Grâce à la balance, on pouvait exercer sur les nourrices une surveillance très-active :

L'enfant n'augmentait-il pas de poids, la nourrice *était réprimandée*, et si l'accroissement ne prenait pas le dessus, l'enfant lui était enlevé.

Les mères, surveillées également par les élèves sage-femmes, sous la haute direction de madame Alliot, sage-femme en chef de l'Établissement, apprenaient à bien allaiter leurs enfants et à se conformer aux règles établies d'après le plus grand accroissement de l'enfant.

J'avoue qu'après avoir vu fonctionner sous mes yeux cette organisation, je n'ai pu m'empêcher d'en être émerveillé. Ces nourrices, ordinairement si difficiles à diriger, si disposées à tromper la surveillance, étaient devenues dociles. Elles savaient que leur nourrisson était journellement soumis au contrôle de la balance, aussi apportaient-elles à l'exercice de leur fonction une perfection remarquable.

Lorsque le 1er janvier 1866 j'arrivai comme Interne à l'hôpital Saint-Louis, dans le service d'accouchement attenant au service des maladies de la peau de M. le professeur Hardy, je voulus de suite y introduire le système des pesées régulières tel que je l'avais vu fonctionner à la Maternité de Paris.

M. Hardy m'encouragea dans mes projets, et, grâce à lui, je pus faire peser tous les jours tous les enfants qui naissaient dans son service.

Je ne puis assez remercier ici mon cher maître de toutes les bontés qu'il a eues pour moi, ainsi que de ses conseils, qui m'ont été bien précieux.

Le 1er janvier 1867 j'entrais comme Interne à l'hospice des Enfants-Trouvés (Enfants-Assistés) dans le service de M. le docteur Racle, médecin en chef de cet établissement.

Mon intention était de continuer sous sa direction mes recherches sur les résultats de l'allaitement contrôlé par la pesée, et de suivre le développement de l'enfant au delà de la première année.

Malheureusement la mort est venue enlever subitement M. Racle à la science dans le courant de l'année, ce qui m'a obligé de suspendre mes travaux.

Comme on le voit, j'avais depuis deux ans reconnu toute l'importance de la pesée régulière pour contrôler l'accroissement de l'enfant.

J'avais l'honneur de lire à la fin de l'année 1866 à l'Académie Impériale de Médecine un mémoire fait en collaboration avec mon ami et collègue René Blache sur la pesée. Il était basé sur 286 observations que nous avions prises à la Maternité ainsi qu'à l'hôpital Saint-Louis, et était suivi de nombreux tracés graphiques représentant les *pesées* faites dans les services de M. Trélat et de M. Hardy.

Quelques mois après, nous présentions à la Société de Biologie deux nouveaux mémoires sur le même sujet, accompagnés également de tracés graphiques pris dans le service de mon cher maître M. le professeur Hardy.

Dans ces travaux, nous démontrions l'utilité des pesées, et nous proposions l'emploi de la balance d'une façon régulière dans le but de surveiller le développement de l'enfant, afin d'arriver à obtenir ainsi son accroissement maximum (1).

Nous terminions ainsi notre travail :

« Ce n'est pas seulement pour faciliter la surveillance des nourrices en province que nous désirons l'introduction de l'usage des pesées dans l'éducation des enfants ; nous pensons qu'une mère peut ainsi contrôler, de loin comme de près, la nature des soins et de l'alimentation qu'elle donne elle-même, ou qu'elle fait donner à son enfant par une nourrice.

» Quel avantage aussi pour le médecin appelé auprès d'une mère qui, n'ayant pas assez de lait, croit pouvoir nourrir son enfant, que de lui démontrer, à l'aide d'un moyen pour ainsi dire mathématique, l'insuffisance de l'alimentation prouvée par une diminution de poids !

» Souvent aussi la balance l'avertira d'un état de souffrance bien avant que les signes extérieurs aient donné l'éveil d'aucun trouble. Enfin, lorsque le chirurgien se trouve appelé, soit à pratiquer une opération plus ou moins urgente, soit à parer à un vice de conformation, quelle ressource ne trouvera-t-il pas dans la pesée journalière, lui montrant que l'enfant se trouve dans une période d'accroissement réel, qui sera une bonne indication pour opérer ; tandis que si l'enfant se trouve en décroissance, il en résultera une contre-indication formelle à tenter une opération immédiate. Puis, une fois l'opération pratiquée, il pourra, grâce à la balance, se faire une idée juste de l'état général de l'enfant.

» En un mot, nous sommes tellement convaincus de l'utilité absolue du moyen que nous proposons, que nous ne doutons pas que son emploi, en se généralisant, n'amène les plus heureux résultats par les modifications qu'on apportera dans l'hygiène et l'alimentation des enfants. »

---

(1) Ces trois mémoires, ainsi que les tracés graphiques, ont été réunis en une brochure intitulée : QUELQUES CONSIDÉRATIONS SUR LES CAUSES DE LA MORTALITÉ DES NOUVEAU-NÉS ET SUR LES MOYENS D'Y REMÉDIER, par L. Odier et R. Blache, internes des hôpitaux de Paris. — Paris, Germer-Baillière, 1867.

Ce moyen nouveau a été jugé inutile par plusieurs médecins ; aussi je me propose de montrer dans le présent travail que l'utilité du système des pesées est reconnue par une foule de docteurs éminents.

Je ferai suivre cet historique des règles générales qui doivent présider à l'allaitement, de la manière de pratiquer les pesées, puis de *l'exposé de la loi d'accroissement* du poids du nouveau-né pendant la première année. Je donnerai ensuite les chiffres de M. Bouchaud sur la quantité de lait nécessaire à un nouveau-né, puis je chercherai à expliquer pourquoi mes résultats diffèrent des siens.

J'exposerai ensuite les moyens graphiques que j'ai employés pour rendre plus saisissables les résultats obtenus par les pesées au moyen de tracés tels qu'ils ont été exposés dans nos différents mémoires.

Enfin, dans un dernier chapitre je donnerai quelques exemples d'allaitement irrégulier, afin de montrer les avantages qu'on peut retirer de la pesée.

J'eusse voulu pouvoir multiplier les exemples de ce genre et donner les 169 tracés recueillis par moi et par mon ami Blache dans les hôpitaux ; mais l'extension qu'aurait prise ce travail m'en a empêché.

RECHERCHES

SUR LA

LOI D'ACCROISSEMENT DES NOUVEAU-NÉS

CONSTATÉ PAR LE SYSTÈME DES PESÉES RÉGULIÈRES

ET SUR LES

CONDITIONS D'UN BON ALLAITEMENT

CE QUE L'ON ENTEND PAR NOUVEAU-NÉS ET PAR ENFANTS VIABLES

Nous employons souvent dans ce travail l'expression de *nouveau-né*. Il est bon de préciser le sens que nous attachons à ce mot, afin de ne pas donner une fausse interprétation aux faits que nous citons.

Les auteurs ne s'entendent pas tous sur la portée de ce mot, non plus que sur celui de viabilité, et les explications varient souvent, qu'on s'adresse à un magistrat ou à un médecin.

Lorsque l'enfant vient au monde, il change de manière de vivre ; il faut à ce moment que ses organes soient assez développés pour se prêter à cette nouvelle existence.

Pour les magistrats, un enfant est viable lorsque ses organes sont assez développés pour lui permettre de vivre *à la rigueur* de la vie extra-utérine. Comme il fallait *à la loi* une limite inférieure, elle a pris celle de six mois, se basant sur ce fait qu'on a pu voir quelques enfants nés à 180 jours se développer régulièrement.

Mais pour les médecins il n'en est point ainsi, et la viabilité d'un enfant compte à partir du 7ᵉ mois. Un enfant est viable lorsque ses organes sont assez développés pour lui permettre de vivre *complétement* de la vie extra-utérine.

Voici comment s'exprime à ce sujet M. le docteur Racle, dans une leçon clinique, faite le 4 mars 1867, à l'hôpital des Enfants-Trouvés (1) :

« Un enfant viable est un enfant en état de maturité.... Pour les magistrats c'est à six mois; pour les médecins cette époque varie depuis sept à neuf mois. Il n'y a rien de fixé à ce sujet, et comme il est souvent difficile de pouvoir déterminer exactement l'âge de l'enfant, il faut savoir juger sa viabilité d'après ses caractères extérieurs.

» Voici l'énumération succincte des caractères de non-viabilité :

» 1° *Ongles peu longs, peu larges ;*

» 2° *Cheveux ayant moins de deux centimètres ;*

» 3° *Desquamation épidermique ne se faisant pas ;*

» 4° *Longueur moindre de l'ombilic au pied que de l'ombilic au vertex.* Ce fait est dû à ce que les membres inférieurs ne sont pas assez développés ainsi que la partie inférieure de l'abdomen, d'où la conséquence que les organes digestifs ne sont pas en état de supporter les aliments, le lait maternel en particulier et encore moins le lait de vache ou l'alimentation artificielle.

» 5° *Développement hépatique.* Ceci a besoin d'explication. Pendant la vie intra-utérine le placenta apporte un sang demi-artériel ainsi que des matériaux des eaux de l'amnios, soit de la bile et du glycose. Ces matériaux pénètrent par le canal ombilical dans le foie et y entretiennent un état congestif continuel de l'organe, d'où son grand volume et sa coloration rouge foncé.

» Lors donc qu'on reconnaîtra chez le fœtus un foie volumineux on pourra affirmer que c'est un signe de non-viabilité. On voit dans ces cas l'enfant vomir le lait, administré cependant suivant toutes les

(1) Clinique, not. inédit.

» règles. C'est un signe de rébellion : l'enfant veut vivre encore par
» l'ombilic. »

Un enfant viable est un enfant complétement mûr ; c'est le sens que nous donnons à ce mot lorsque nous l'employons.

Il nous reste à préciser le sens du mot *nouveau-né* donné à un enfant qui vient de naître...

Bien des opinions ont cours dans la science. Le *nouveau-né* est l'enfant qui vient de naître....; il conserve ce nom jusqu'au moment de la cicatrisation du cordon ombilical après sa chute, c'est-à-dire jusqu'au 3e jour environ.

Pour d'autres auteurs, ce temps se prolonge jusqu'au 7e jour, époque à laquelle il a de nouveau atteint son poids de naissance. Enfin, on a dit que le nouveau-né était l'enfant pendant les 15 premiers jours après la naissance.

Voici comment M. le docteur Racle résout la question dans une leçon clinique faite à l'hôpital des Enfants-Trouvés de Paris le 5 janvier 1867 (1).

« Les magistrats appellent nouveau-né un enfant de 1 à 11 jours.
» J'appelle un enfant nouveau-né celui qui desquame, dont les poils
» tombent, ce qui dure, en général, un mois, et correspond à l'époque
» où le trou de Botal et la veine ombilicale se sont définitivement obli-
» térés. — Chez les enfants qui ne sont pas nés complétement viables,
» on voit cette période se prolonger davantage. »

Ainsi un enfant qui a perdu les moyens de vivre de la vie utérine, c'est-à-dire qui a vu disparaître les derniers organes de son existence utérine, n'est plus un nouveau-né.

Telle est la vraie signification du mot nouveau-né. Dans le cours de ce travail, le mot nouveau-né sera synonyme de celui « d'enfant qu'on allaite. »

---

(1) Racle. Clinique, not. inédit.

HISTORIQUE

> Régulièrement établies, les pesées seront pour nous le meilleur baromètre de la santé du nouveau-né; elles nous indiqueront facilement par des chiffres ce que le nourrisson ne peut pas dire par des paroles.
>
> Docteur WINCKEL, de Berlin.

CHAUSSIER est le premier auteur qui ait pesé les nouveau-nés dans les jours qui suivent leur naissance et qui ait constaté qu'ils perdaient de leur poids initial.

C'est du moins ce que nous apprend QUETELET (1), p. 38, dans le passage suivant : « C'est M. Chaussier, si je ne me trompe, qui a fait » la remarque que l'enfant diminue un peu de poids immédiatement » après la naissance. Cette remarque curieuse mériterait d'être vérifiée » avec soin. »

Nous n'avons pas été plus heureux que Quetelet (2) et M. le docteur Haake, de Leipzig, dans les recherches que nous avons faites à la bibliothèque de la Faculté de Médecine de Paris pour découvrir le susdit passage dans les œuvres de Chaussier.

QUETELET (3) détermine d'après cent dix-neuf observations prises à la Maternité de Bruxelles le poids des enfants à leur naissance : Il y a une diminution du poids initial dans les jours qui suivent, en sorte que ce

---

(1) Quetelet. ESSAIS SUR L'HOMME ET SUR LE DÉVELOPPEMENT DE SES FACULTÉS, t. II, p. 38. Paris, 1835.

(2) Haake. SUR LES CHANGEMENTS DE POIDS DES NOUVEAU-NÉS, *Revue mensuelle d'accouchement et des maladies des femmes*. Berlin, 1862 ; t. XIX, p. 340.

(3) *Loc. cit.* p. 38.

Nous remercions M. le docteur Gautier de l'amabilité avec laquelle il a mis sa riche bibliothèque à notre disposition.

n'est guère qu'au bout de la première semaine que les enfants ont recouvré leur poids de naissance; à partir de ce moment l'enfant s'accroît régulièrement, en sorte qu'à un an il a triplé de poids.

Mais Quetelet a étendu son champ d'observations à toute la vie humaine et a établi la loi d'accroissement de l'homme d'après son poids aux différents âges.

Voici les conclusions de l'illustre statisticien belge que je transcris ici :

« 1° Dès la naissance il existe une inégalité pour le poids entre les » enfants des deux sexes :

» Le poids moyen des garçons est de 3 k. 20 g.

» Le poids moyen des filles est de 2 k. 9 g.

» 2° Le poids moyen de l'enfant diminue un peu jusque vers le » deuxième jour après la naissance, et il ne commence à croître sensi- » blement qu'après la première semaine;

» 2° A égalité d'âge l'homme est généralement plus pesant que la » femme. Vers l'âge de douze ans seulement un individu de l'un ou » l'autre sexe a le même poids ; entre un et onze ans la différence de » poids est de 1 k. à 1 k. 500.

» Entre seize et vingt ans elle est de 6 k. ; après cette époque elle » est de 8 à 9 k.

» 4° Quand l'homme et la femme ont pris leur développement com- » plet ils pèsent à peu près exactement vingt fois autant qu'au moment » de la naissance.

» 5° Dans la vieillesse l'homme et la femme perdent encore 6 à 7 k. » de leur poids.

» 6° L'homme atteint le maximum de son poids vers quarante ans, » et il commence à perdre d'une manière sensible vers soixante ans.

» 7° La femme n'atteint le maximum de son poids que vers l'âge de » cinquante ans. Pendant le temps de sa fécondité, c'est-à-dire entre » dix-huit et quarante ans, son poids augmente d'une manière peu sen- » sible.

» 8° Abstraction faite du sexe et de l'âge, le poids moyen d'un individu

» est de 44 k. 7 g., et en tenant compte des sexes il est de :
» 47 k. pour les hommes;
» 42 k. pour les femmes. »

Burdach (1) dit que sept enfants pesés par lui après leur naissance ont donné une perte de 140 grammes pendant les quatre premiers jours.

Schwartz (2) a vu un enfant qu'il a pesé après la naissance et qui n'a pas perdu de son poids.

Elsasser (3), de Stuttgard, dans son compte rendu du service d'accouchements de l'hôpital Sainte-Catherine, a pesé cent enfants à leur naissance et à leur sortie de l'hôpital (1835).

En 1843, M. le docteur Ch. Chossat (de Genève) (4), dans son immortel Mémoire sur l'*Inanitiation*, s'exprime ainsi :

Aux trois causes de mort qu'indique Bichat (cerveau, poumon cœur), il faut en joindre au moins une quatrième, la mort par l'appareil digestif ou l'inanitiation dont nous venons de tracer l'histoire.

L'inanitiation, on peut donc le dire, est la cause de mort qui marche de front et en silence avec toute maladie dans laquelle l'alimentation n'est pas à l'état normal.

On la reconnaîtra dès qu'on le voudra, au degré de destruction des chairs musculaires, *et l'on pourra, à chaque instant mesurer son importance actuelle par le poids relatif du corps.*

Hoffmann (5), en 1845, dans la Maternité de Wurtbourg, pèse trente-six enfants au moment de leur naissance, puis chaque jour jusqu'au moment de leur sortie, consigne dans un tableau chacune de ses pesées,

---

(1) Burdach. Physiologie, t. IV.

(2) Schwartz. Traité d'Éducation; t. III, p. 314.

(3) Elsässer. Annuaire de Schmidt, vol. vii, p. 315.

(4) Chossat (de Genève). Recherches expérimentales sur l'inanitiation. Mém. de l'Acad. de Méd. de Paris. —Paris, 1843.

(5) Hoffmann. Nouveau journal d'accouchements et des maladies des femmes. Berlin, vol. xxvi, p. 145.

et termine en disant que « même en faisant des expériences sur une » plus grande échelle on n'obtiendrait aucun résultat faisant loi. »

En 1858, la pesée régulière prend naissance à la Maternité de Paris de la manière suivante :

Mme Alliot venait d'entrer en février comme Sage-Femme en chef dans cet établissement quelques mois après une des élèves sages-femmes, Mlle Deroy, dit à Mme Alliot à propos d'un nouveau-né confié à une nourrice que cet enfant profitait bien, puisqu'il augmentait de poids tous les jours. Ceci fut pour Mme Alliot un trait de lumière : elle fit dès lors peser tous les jours tous les enfants confiés aux nourrices de la Maternité, dans le but de surveiller le mode d'allaitement de ces enfants.

M. le docteur Wieland, aujourd'hui praticien distingué à Paris, qui était alors interne à la Maternité en 1858, a pu lui-même constater l'authenticité du fait que nous venons de citer.

Malgaigne (1), dans un seul cas d'accouchement gemmellaire, a suivi, à l'aide de la balance, le développement de deux petites filles pendant un an, et a montré l'influence qu'a la maladie sur la régularité de l'accroissement progressif.

Natalis Guillot (2), professeur à la Faculté de médecine de Paris, fait peser journellement tous les enfants de son service à l'hôpital Necker avant et après chaque tetée afin de déterminer la quantité de lait nécessaire à un enfant. — Il est conduit par ses expériences à voir l'influence qu'ont les maladies sur le poids des nouveau-nés qui, loin d'augmenter, diminue. Voici comment il termine une de ses leçons cliniques reproduite dans un journal par M. le docteur Hervieux, aujourd'hui médecin en chef de la Maternité de Paris :

« Les observations que je possède me conduisent déjà à affirmer que » parmi les moyens d'appréciation de l'état de santé ou de maladie de

(1) Malgaigne. Anat. chirurgicale, 1859. Paris, p. 34 et 35.

(2) Natalis Guillot. Mémoires inédits et Union Médicale, 1852, p. 61-65.

» l'enfant, de la valeur de la nourrice, de la quantité de lait fournie, » des pertes ou de l'accroissement de l'individu, nul n'est aussi stricte- » ment exact que celui que je vous soumets. »

Bartsch (1), de Marbourg, pèse les enfants tous les jours pendant leur séjour à l'hôpital, afin de savoir pourquoi et comment ils perdent de leur poids dans les jours qui suivent leur naissance.

En 1860, Breslau (2), de Zurich, victime de la science médicale, présente un mémoire à la Société médico-chirurgicale de Zurich, basé sur 100 observations d'enfants pesés tous les jours depuis leur naissance jusqu'à leur sortie de l'hôpital, ce qui a eu lieu en moyenne au bout du 2e septénaire.

En 1860, paraît un travail très-remarquable de E. von Siebold (3) sur le même sujet. Il était arrivé à peser tous les deux jours tous les enfants qui naissaient à la Maternité de Gottingue, dans le but de s'assurer de leur développement normal.

Voici comment il s'exprime relativement à la pesée (p. 338) :

« La constatation de l'augmentation de poids serait très-importante » à connaître, pour savoir si le lait maternel convient à l'enfant, et » s'il ne faudrait pas une nourrice. Dans ce cas, l'augmentation de poids » de son propre enfant donnerait un renseignement qui serait décisif dans » le choix qu'on aurait à faire. Ce cas se présente assez souvent aux mé- » decins qui dirigent les Maternités. Le pesage répété de l'enfant nourri » artificiellement de lait animal est ce qui nous éclairerait le mieux sur » la question de savoir si ce mode d'aliment convient ou ne convient pas à

(1) Bartsch. Observations sur le changement de la substance des nouveau-nés. Marbourg, 1859, p. 6.

(2) Breslau. Sur les changements de poids des nouveau-nés. Mémoires de la Société médico-chirurgicale de Zurich, 1860.

(3) E. von Siebold. Sur les rapports entre les poids et la longueur des nouveau-nés, etc... Revue mensuelle d'accouchements et des maladies des femmes. Berlin, t. XV, p. 337.

» l'enfant ; on pourrait ainsi prendre de suite le parti convenable dès » que la diminution de poids en montrerait la nécessité.

» Dans les maladies d'une mère qui allaite, la diminution du poids de » l'enfant prouverait que la sécrétion lactée est aussi modifiée.

» Comme tout ralentissement de la nutrition de l'enfant se manifestera » par une diminution de poids, le pesage doit donc être regardé comme » un moyen de contrôle très-certain, et, à ce titre, prendre une grande » place parmi les moyens de diagnostic. »

En 1862, HAAKE (1), de Leipzig, publie un mémoire dans le but de vérifier l'opinion de Siébold. Il donne les chiffres qu'il a obtenus en pesant tous les jours 100 enfants pendant leur séjour à l'hôpital où ils sont nés (quinze jours); mais il ne s'occupe que de la perte de poids que subissent les enfants dans les premiers jours qui suivent leur naissance et consigne les résultats de chaque pesée dans un tableau annexé à son travail.

Le 11 mars 1862, le docteur WINCKEL (2) lit à la Société de Gynecologie de Berlin, un mémoire sur le même sujet; comme il n'y mentionne pas celui du docteur Haake, il est probable que ces deux travaux ont été faits simultanément.

Basé sur 100 observations d'enfants nés dans son service d'hôpital, l'auteur cherche à déterminer exactement le nombre de grammes dont diminue un enfant dans les jours qui suivent sa naissance, ainsi que l'époque où son poids de naissance est de nouveau atteint. Il étudie les effets de l'allaitement maternel, ainsi que ceux de l'allaitement artificiel au moyen de lait de vache chez des enfants à terme et chez ceux qui ne le sont pas dans les dix premiers jours de la vie. Il termine son mémoire par les paroles suivantes :

---

(1) H. Haake. SUR LES CHANGEMENTS DES POIDS DES NOUVEAU-NÉS. Revue mensuelle d'accouchements, t. XIX, p. 339.

(2) Winckel. RECHERCHES SUR LES POIDS DES NOUVEAU-NÉS. Revue mensuelle d'accouchements, 1862, t. XIX, p. 146.

« Les pesées régulières et répétées seront toujours pour nous le meilleur » baromètre de la santé de l'enfant; elles nous indiqueront facilement par » des chiffres ce que le nourrisson ne peut dire par des paroles. »

M. le docteur HERVIEUX (1), aujourd'hui médecin en chef de la Maternité de Paris, lors de son entrée dans cet établissement, en 1862, citait aux élèves sages-femmes, dans le cours qu'il leur faisait, les expériences de Natalis Guillot auxquelles il avait assisté ; il leur dit que le meilleur moyen de reconnaître la bonté d'une nourrice était le pesage journalier du nourrisson.

Le professeur TROUSSEAU (2) dit dans ses *Cliniques médicales* sur l'allaitement que la balance seule peut permettre de reconnaître la bonté d'une nourrice.

A. DONNÉ (3), dans un livre très-estimé sur l'allaitement, s'exprime ainsi :

« On éprouve souvent une sorte d'embarras à se rendre compte du » degré de développement que prend l'enfant et à s'assurer s'il profite » réellement comme il devrait le faire ; les progrès de l'accroissement sont » difficilement saisis par les parents qui ont constamment les enfants sous » les yeux. Il y a un moyen bien simple de constater positivement ce pro- » grès : c'est de peser les enfants une ou deux fois par mois. On néglige » ce moyen direct par suite d'un préjugé auquel on ferait bien de re- » noncer dans l'intérêt de sa propre satisfaction et surtout dans l'intérêt » de l'enfant. »

C. HECKER (de Munich) (4), et DUNCAN (d'Édimbourg) (5), en 1864, ont

(1). Hervieux. LEÇONS ORALES A LA MATERNITÉ DE PARIS, 1862. Inédit.

(2). Trousseau: CLINIQUES MÉDICALES, 1865. Paris, t. III, p. 145.

(3). A. Donné. CONSEILS AUX FAMILLES. Paris, 1864, 1 vol. p. 151.

(4) C. Hecker. SUR LE POIDS ET LA TAILLE DES NOUVEAU-NÉS DANS LEURS RAPPORTS AVEC L'AGE DE LA MÈRE. *Recueil mensuel d'accouchements et des maladies des femmes.* Berlin, septembre 1865.

(5) Duncan. SUR LE POIDS ET LE VOLUME DES NOUVEAU-NÉS COMPARÉS A L'AGE DE LA MÈRE. Édimbourg, *Medical journal*, n° CXIV, décembre 1864, et *Annales d'hygiène*, 1865, 2e série, tome XXIV.

voulu voir si l'âge des mères ainsi que leur primiparité ou leur multiparité avaient une influence sur le poids de l'enfant à sa naissance.

En 1864 M. le docteur Bouchaud (1) étudie, à la Maternité de Paris, le développement des enfants pendant la première année de leur existence et expose dans sa *Thèse* inaugurale les résultats qu'il a obenus.

Il établit d'après les pesées journalières la loi d'accroissement de l'enfant, la quantité de lait nécessaire à son entier développement, et continue ce remarquable travail par un exposé des effets d'une alimentation vicieuse sur le nouveau-né, soit la mort par inanition.

Il termine ainsi son Mémoire : « Ces résultats nous paraissent offrir un » intérêt réel et des applications immédiates. Quel autre moyen de se » convaincre qu'un enfant mis en nourrice et éloigné est en bonne voie, » et quoi de plus facile que de le peser tous les quinze ou trente jours? » Certaines administrations, par exemple, pourraient très-bien exiger sur » leurs bulletins le poids mensuel de chaque enfant.

» Si l'œil du médecin est indispensable quand il s'agit de maladies, la » balance, dans le cas de simple insuffisance alimentaire, est assuré- » ment le meilleur juge.

» Ce serait aussi le plus efficace remède à apporter à la négligence » des nourrices, dont le défaut de soins se trouverait ainsi manifeste- » ment dévoilé. Ce procédé, déjà en usage à la Maternité, produit de bons » résultats : ceux-ci seraient bien autres dans les cas où la surveillance » est bien moins active. »

En 1865 M. le docteur Jacquemier (2), auteur d'un Traité très-estimé sur les accouchements, dit dans l'article *Allaitement*, du *Dictionnaire encyclopédique des Sciences médicales :* « Que les pesées faites régulièrement » dans le but de s'assurer d'une manière précise de l'accroissement de

(1) Bouchaud. De la mort par inanition et études expérimentales sur la nutrition chez les nouveau-nés. Paris, 1864, Adrien Delahaye, éditeur.

(2) Jacquemier : Dictionnaire encyclopédique des sciences médicales. Paris, 1864, tome X, art. Allaitement, page 268.

» l'enfant sont inutiles ; elles répondent plus à un goût d'observation » qu'à un besoin pratique (p. 269), parce que l'accroissement de » l'enfant est loin de se faire d'une manière régulière et uniforme dans » les conditions normales (p. 270). »

Ce qui explique cette opinion si différente de celle des autres médecins, c'est la grande habileté de M. Jacquemier, ainsi que sa grande expérience, qui souvent supplée à la balance... Mais tout le monde n'est pas aussi exercé que cet accoucheur distingué.

Le 7 octobre 1866 (1), nous lisons à l'Académie de médecine de Paris une note sur les causes de la mortalité des nouveau-nés et sur les moyens d'y remédier. Ce travail, fait en commun avec notre collègue et ami René Blache fils, est basé sur de nombreuses observations et montre que la *pesée régulière et préventive* est le seul et unique moyen d'obtenir une surveillance vraie des nourrices auxquelles on a confié des nourrissons ; qu'en outre ce moyen doit être encore plus généralisé, car son utilité est incontestable dans une foule de cas.

Le 26 décembre 1866 M. le docteur Lombard (2), de Genève, écrit au rédacteur d'un journal anglais à propos des soins à donner aux nouveau-nés (p. 4) : « L'on a préconisé dans les derniers temps le » pesage des enfants à époque fixe. Il est certain que, par ce moyen, » l'on sait exactement à quoi s'en tenir : dès que l'enfant reste station- » naire ou suit une marche rétrograde, l'on doit alors en chercher la » cause ou dans la nourrice dont le lait est insuffisant, ou dans la » négligence des soins à donner à l'enfant, ou enfin dans l'état maladif des » nourrissons.

» J'ai employé la méthode du pesage pendant fort longtemps, non- » seulement pour les très-jeunes enfants, mais encore pour ceux qui

---

(1) L. Odier et R. Blache : Considérations sur les causes de la mortalité des nouveau-nés et sur les moyens d'y remédier. Première partie. *Loc. cit.*

(2) H.-C. Lombard (de Genève) : Quelques réflexions sur l'éducation physique des enfants. Genève, 1866.

» étaient plus avancés en âge, et je puis affirmer, d'après une expé-
» rience personnelle et prolongée pendant de longues années, que les
» pesées régulières sont d'une grande utilité et qu'elles devraient par
» conséquent être pratiquées plus souvent qu'elles ne le sont habituelle-
» ment.....

Plus loin il ajoute : « Mais c'est surtout chez les enfants élevés au
» biberon qu'une surveillance attentive doit être exercée... C'est alors
» que les pesées régulières seront surtout nécessaires pour montrer si la
» nourriture adoptée convient à l'enfant, tout état stationnaire ou rétro-
» grade nécessitant le retour à l'alimentation normale, c'est-à-dire au
» lait humain. »

La grande expérience de M. le docteur Lombard donne à ce passage une grande valeur, et à l'idée que nous défendons un fort appui.

M. le docteur BOUCHUT (1) médecin de l'hôpital de l'Enfant-Jésus de Paris comprend l'importance de ce moyen d'investigation. Dans son excellent *Traité des Maladies des Enfants* il a consacré un chapitre sur le poids des nouveau-nés pendant les premiers jours de la naissance où il a reproduit les conclusions de Winckel dont nous avons dejà parlé.

En 1867 M. le docteur Émile ALLIX (2), après trois ans de séjour comme interne à l'hôpital Saint-Pierre à Bruxelles, publie un livre sur la physiologie de la première enfance, dans lequel il fait une large part *à la pesée*. Il dit page 12 :

« La connaissance du poids du corps est la meilleure indication de
» l'état de vigueur de l'enfant et de la manière dont les fonctions de
» nutrition s'exécutent; l'importance de la balance appliquée aux obser-
» vations de physiologie et de clinique infantiles a d'abord été méconnue;

(1) Bouchut. TRAITÉ PRATIQUE DES MALADIES DES NOUVEAU-NÉS ET DES ENFANTS A LA MAMELLE. 5e édition. Paris, 1867 (p. 40-43).

(2) Émile Allix. ÉTUDES SUR LA PHYSIOLOGIE DE LA PREMIÈRE ENFANCE. Paris, 1867. 1 vol in-8.

» mais aujourd'hui elle est bien comprise, et les résultats fournis par ce » moyen ne sauraient plus être négligés. »

Il passe ensuite en revue les travaux de quelques auteurs sur le même sujet et donne les résultats obtenus par M. Bouchaud. Plus loin, (page 115, à l'article digestion), à propos de la quantité de lait nécessaire au nourrisson d'après les pesées de M. Bouchaud, il dit :

« Ainsi employée, la balance est un instrument très-pratique et ap- » pelé à rendre de grands services à tous ceux qui s'occupent de l'édu- » cation physique et de la pathologie de l'enfance, etc. »

M. le professeur Fonssagrives (1) a publié un livre *sur l'hygiène*. Dans le chapitre réservé aux devoirs maternels il dit, page 124, à propos des nourrices qui ont peu de lait : « Les apparences extérieures des nour- » rices de cette catégorie sont souvent trompeuses ; mais la pesée du » nourrisson au moment où il va prendre le sein et quand il le laisse » fournit un moyen rigoureux de reconnaître si ces cris dépendent d'un » besoin ou d'un caprice. »

M. le docteur Blache, membre de l'Académie impériale de Médecine, qui a suivi nos travaux, emploie fréquemment le système *pesée* dans sa clientèle privée, système qu'il regarde comme le meilleur moyen protecteur de la vie de l'enfant.

Au commencement de l'année 1867 M. le docteur Racle, médecin de l'hospice des Enfants-Trouvés de Paris, dont j'ai eu l'honneur d'être l'Interne à cette époque, disait dans ses leçons cliniques que la pesée était employée par lui depuis longtemps dans les cas difficiles où il importait de savoir d'une manière précise si l'enfant était en voie d'accroissement. Depuis la lecture du travail si remarquable et si complet du docteur Bouchaud à la Maternité de Paris, il avait étendu l'usage de

(1) Fonssagrives. Entretiens familiers d'hygiène. Paris, 1867. 1 vol. in-12.

la balance à un plus grand nombre de cas, et en avait retiré de grands avantages.

Lorsque je lui eus montré les résultats que m'avait donnés le système des pesées régulières, M. Racle reconnut l'indispensable nécessité de l'application de la pesée d'une manière générale.

« Les règles d'un bon allaitement sont si peu connues, si mal observées, si difficiles à appliquer à chaque individu, que tout moyen qui » permettra d'en contrôler les effets sera d'une utilité générale, et parmi » tous ceux qui existent, aucun n'est assurément plus fidèle que l'usage » de la *balance*: il a une rigueur mathématique, il est d'une application » simple et pratique; il est en outre à la portée de tout le » monde. (1) » Voilà comment s'exprimait mon chef de service à la fin du mois de janvier 1857...

Il employa dès lors la pesée préventive dans sa clientèle privée jusqu'au moment de sa mort, qui survint le 19 avril de la même année.

Nous venons de terminer cette longue énumération des travaux faits sur la pesée; nous n'avons point la prétention de les avoir tous cités... Nous ne parlerons pas non plus des nombreux médecins qui, comme MM. Blot, Broca, Trélat, Danyau, Guyon, Hardy, à Paris, Lombard, Binet, Gautier, Durante, à Genève, se servent journellement de ce moyen...

Nous avons tenu à donner l'opinion des auteurs qui ont écrit sur ce sujet et avons cité autant que possible textuellement leurs paroles.

Il est curieux de voir comment les *pesées* tendent à se multiplier. D'abord pratiquées dans les hôpitaux seulement au moment de la naissance, elles le sont ensuite de nouveau le jour de la sortie de l'enfant.

Plus tard on a en outre recours à la balance dans les cas pathologiques...

Nous voyons ensuite les médecins les répéter dans les premiers jours qui suivent la naissance, puis les continuer jusqu'au quinzième jour.

---

(1) Racle. *Cliniq. inédit.*

M. Bouchaud a enfin l'idée d'appliquer ce moyen d'une façon régulière sur les enfants qui naissent à la Maternité de Paris dans le but de déterminer exactement la loi d'accroissement. La pesée devient alors quotidienne. En 1866 nous donnons encore plus d'extension à ce moyen ; nous établissons la pesée dans le service d'accouchements de l'hôpital Saint-Louis sur tous les enfants qui y naissent, dans le but de surveiller leur mode d'allaitement et de protéger ainsi leur vie en leur permettant de se développer suivant la loi naturelle d'accroissement.

Ce que nous venons de dire montre suffisamment l'utilité du système des pesées régulières et répétées faites dans un but préventif pendant la première année de l'enfant. C'est là ce que nous avons voulu démontrer en citant les travaux des nombreux auteurs qui ont écrit sur ce sujet.

Plus que jamais nous persistons dans l'idée émise dans la note à l'Académie de Médecine et dans nos mémoires à la Société de Biologie :

La pesée régulière est le meilleur moyen de garantir la vie du nouveau-né confié à une nourrice.

CHAPITRE PREMIER.

MANIÈRE DONT DOIVENT S'EFFECTUER LES PESÉES.

1° La balance dont on se sert doit être sensible à 20 grammes près.

2° L'opération du pesage doit se faire dans un lieu ayant une température suffisamment élevée, où l'enfant ne puisse pas éprouver de refroidissement.

3° L'enfant doit être pesé immédiatement après sa naissance, après avoir été simplement essuyé.

4° Il est placé sur la balance dans un linge pesé à l'avance, tantôt nu, tantôt habillé ; dans ce dernier cas, ses vêtements sont également pesés à l'avance ; on en défalque le poids après la pesée.

5° Autant que possible, on empêche l'enfant de crier ou de pleurer, car l'agitation qu'il se donne amène des oscillations de la balance et des erreurs d'observation.

6° Il faut répéter la pesée tous les jours, à la même heure, pendant la première semaine; puis, tous les 8 jours, jusqu'à six mois et tous les 15 jours, jusqu'à un an.

7° On doit choisir l'heure la plus éloignée de la dernière tetée, c'est-à-dire celle où l'estomac et les intestins sont à peu près vides.

Le moment où l'on débarbouille l'enfant est le meilleur sans doute, parce qu'on apprécie en même temps les caractères et la couleur des matières fécales et de l'urine.

8° Il est bon d'inscrire sur un registre spécial les résultats des différentes pesées, afin de pouvoir suivre facilement l'accroissement de l'enfant; vu que ce n'est pas le poids actuel qui doit être pris en considération, mais c'est *la série* des poids pris successivement qui représente son accroissement réel.

CHAPITRE II.

RÈGLES DE L'ALLAITEMENT NATUREL ET ARTIFICIEL.

§ I. — Allaitement maternel.

L'enfant doit être mis au sein de sa mère deux heures après l'accouchement.

Il y reste de vingt minutes à une demi-heure, puis il en est retiré, placé dans un berceau afin d'y sommeiller. On doit éviter de le laisser s'endormir soit au sein, soit à côté de sa mère, soit sur les bras d'une personne qui le promène ou qui le berce, ce qui lui fait contracter dans ce cas de mauvaises habitudes et qui en font plus tard un *petit tyran* pour ceux qui le soignent.

On doit lui donner le sein environ toutes les trois heures, s'il est robuste. La nuit, toutes les quatre heures.

Avec cet allaitement régulier, l'enfant prend de suite de bonnes habitudes, et si l'on a su exécuter fidèlement ce que nous venons de dire, on est étonné de la docilité de la plupart des enfants.

Nous ne voulons pas fixer la distance de deux tetées, parce que cela varie suivant la force de l'enfant, la quantité de lait de la mère..., mais nous voulons faire ressortir la nécessité d'un *allaitement régulier*.

Il est urgent de supprimer complétement de la nourriture de l'enfant l'eau sucrée, les panades, l'eau de fleurs d'oranger, le sirop de chicorée, etc..., qu'on a l'habitude de lui administrer ; nous nous sommes déjà expliqué sur ce point dans notre mémoire à l'Académie de médecine (1).

---

(1) *Loc. cit.*, p. 7, 9, 10.

§ II. — Allaitement par une nourrice.

Lorsque *l'allaitement* est confié à une nourrice, il importe de suivre les règles sus-indiquées. Dans les premiers jours les tetées devront être plus espacées et moins abondantes, par suite de l'âge plus avancé du lait de la nourrice, surtout si l'enfant n'est pas très-fort ; mais il faut en outre que cette seconde mère soit une bonne laitière.

Ce point est si essentiel que nous allons donner un aperçu rapide des qualités d'une bonne nourrice et de ce mode d'allaitement.

Voici les caractères qu'elle doit présenter :

Multipare. Pas trop jeune. Ayant les seins bien développés, petits, formés de glande et non de tissu adipeux. Lait abondant, s'écoulant facilement dans l'intervalle des tetées. Mamelons assez volumineux, allongés, permettant la préhension et la succion. Égalité des deux mamelles, sécrétion double et permettant l'alternance. Suspension des règles, ou, tout au moins, règles peu abondantes.

Lait présentant une densité de 1030 à 1032, à réaction alcaline, fortement butyreux et formant tache graisseuse sur le papier.

Absence de lésions aux mamelons et à l'aréole.

Nous ne parlerons pas des caractères moraux qui nous paraissent avoir peu d'influence sur les qualités de bonne ou de mauvaise nourrice.

Des caractères inverses sont invoqués pour établir qu'une nourrice est mauvaise :

Maigreur du sujet, ou embonpoint excessif. Flaccidité des seins ou hypertrophie mammaire, produite par un dépôt exagéré de matières graisseuses dans la glande et sous la peau. Mamelon court, trop gros, difficile à saisir pour la bouche de l'enfant ; gerçures ; rétablissement trop rapide des règles, surtout en grande abondance ; constitution scrofuleuse; tempérament lymphatique trop prononcé ; âge trop avancé, 40 ans, par exemple ; nombre considérable de grossesses et d'allaitements antérieurs ; âge trop jeune 15 à 16 ans, primiparité ; nutrition unilatérale; lait trop âgé....

Telles sont les conditions principales invoquées d'une manière générale et commune pour établir les caractères d'une bonne et d'une mauvaise nourrice.

Il ne faut pas juger une nourrice exclusivement d'après les phénomènes extérieurs qu'elle présente.

L'assimilation entre la nourrice et le nourrisson consiste moins dans la qualité du lait que dans le mode régulier de la lactation et des soins hygiéniques.

D'après nos nombreuses observations, on ne peut établir qu'une nourrice est bonne, quels que soient ses attributs extérieurs, que quand l'enfant prospère; une nourrice est mauvaise lorsqu'un enfant reste stationnaire ou dépérit. Eh bien, disons-le tout de suite, l'enfant ne peut prospérer seul, il lui faut une aide intelligente qui l'entretienne dans la voie de l'accroissement.

Comment peut-on s'assurer de cet accroissement autrement que par le système des pesées? La balance est donc indispensable pour juger de la valeur de la nourrice par le poids de l'enfant.

Ajoutons un autre point de détail à l'égard duquel il n'y a que des préjugés : on croit qu'une nourrice à lait abondant est bonne si l'enfant rejette une partie du lait par le vomissement ; on suppose gratuitement qu'il profite du reste qui aurait pu servir à son alimentation. Nos observations nous ont permis de reconnaître l'inanité de cette prétention. L'enfant rejette la totalité du lait ingéré et la preuve en est que les évacuations fécales sont dures et peu abondantes. Il ne faut donc pas qu'une nourrice force l'allaitement, autrement l'enfant est exposé à périr d'inanition par excès d'alimentation.

Pour que l'alimentation s'effectue avec succès, les tetées doivent se répéter à de longs intervalles : 3 ou 4 heures au moins entre chacune d'elles; de cette façon, on ne fatigue pas l'estomac; on obtient une digestion complète et la portion d'aliments suivante se trouve digérée sans être en rapport avec les restes de la digestion précédente.

Il y a dans ce conseil un double avantage, celui du repos de l'enfant, toujours agité le jour ; celui du repos de la nourrice, toujours dérangée la nuit. Le sommeil de la nourrice est aussi essentiel à l'enfant qu'une bonne alimentation. La nourrice dérangée trop souvent dans le cours de la nuit ne donne qu'un lait clair, faible, insuffisant et qui ressemble beaucoup au colostrum. Celle qui a bien reposé donne un lait fortement butyrique et sacchariſère, par conséquent nutritif.

On n'endort pas l'enfant à volonté ; mais il y a un moyen de produire le sommeil, c'est d'éloigner de la chambre toute espèce de lumière ; en l'absence de lumière, sommeil prolongé, repos de l'enfant et de la nourrice, deux ou trois tetées par nuit et par conséquent aucune espèce de fatigue pour ces deux êtres corrélatifs.

---

§ 3. — Allaitement artificiel.

L'allaitement artificiel ne doit être employé que dans les cas où l'allaitement maternel et l'allaitement au moyen de nourrices sont impossibles, vu qu'il fait courir de grands risques à la vie de l'enfant.

Dans les hôpitaux, il est presque toujours meurtrier lorsqu'il est prolongé pendant un certain temps. Nous n'avons pas vu dans ce cas un seul enfant faire exception à cette règle à l'hôpital Saint-Louis. A la Maternité, Mme Alliot l'avait fait supprimer. Aux Enfants-Assistés, ce moyen persiste à être employé très-fréquemment. C'est là, je crois, une cause qui vient s'ajouter à tant d'autres !... pour expliquer la grande mortalité qui règne dans cet hôpital sur les nouveau-nés de un jour à un an. Espérons qu'un jour ce moyen barbare sera définitivement proscrit de toutes les maisons hospitalières, comme il l'a été déjà dans plusieurs d'entre elles.

En dehors des hôpitaux, l'allaitement artificiel donne, dit-on, de bons résultats. On parle beaucoup des enfants qui ont resisté à ce mode d'alimentation ; on ne parle pas de ceux qui en ont été les victimes et dont le nombre est grand !

Son emploi exige une minutieuse attention et des soins de tous genres. C'est dans ces cas que la connaissance des règles de l'allaitement telles que nous les avons exposées est indispensable. C'est là aussi que la pesée pratiquée souvent et régulièrement est d'un puissant secours en montrant de suite si l'enfant profite ou ne profite pas de la nourriture qu'il prend.

Connaissant le poids de la tetée aux différents jours, ainsi que leur nombre, sachant laisser entre chacune d'elles un temps suffisant, on pourra, j'en suis convaincu, rendre l'allaitement artificiel par du lait animal moins meurtrier qu'il ne l'est.

L'allaitement artificiel peut être pratiqué de différentes manières :

1° L'enfant tette directement un animal. C'est la chèvre qui est employée le plus souvent. Ce moyen, d'une application difficile, est préférable à ceux que nous allons indiquer. Il trouve son application dans le cas d'enfants syphilitiques, où il importe de ne pas contagionner une nourrice ;

2° L'enfant boit au moyen d'un biberon ou d'un verre du lait d'animal (d'ânesse ou de vache) ;

3° L'enfant boit du bouillon de viande, des jaunes d'œufs battus, des panades, des soupes légères.

Que les mères sachent que ce mode d'allaitement fait courir à leurs enfants de telles chances de mort, qu'il ne doit être employé par elles *qu'à la dernière extrémité, alors qu'il leur est impossible de se procurer du lait.*

Nous croyons que *c'est seulement dans ce cas* que le lait de M. le docteur Liébig peut rendre de grands services, car de deux maux il faut choisir le moindre.

Mais nous nous élevons de toutes nos forces contre l'emploi de cette préparation comme succédané du lait de femme et même du lait animal, tel qu'il a été proposé dernièrement.

CHAPITRE III.

LOI D'ACCROISSEMENT DU NOUVEAU-NÉ PENDANT LA 1re ANNÉE

D'après M. le Dr Bouchaud

L'enfant qui vient de naître présente pendant les deux premiers jours une diminution d'environ 100 grammes du poids de sa naissance; ce qui correspond à l'excrétion du méconium. A partir du troisième jour, l'enfant gagne de nouveau ce qu'il a perdu ; en sorte que du quatrième au septième jour il a repris son poids de naissance. A partir de ce moment, l'enfant doit augmenter de 20 à 25 grammes par jour pendant les cinq premiers mois, et de 10 à 15 grammes les sept mois suivants. En sorte qu'un enfant pesant 3 kil. 250 à sa naissance doit peser 9 kil. à un an. L'augmentation de poids pendant les douze premiers mois peut être représentée par une progression arithmétique croissante, dont le premier terme est 750, le dernier 200, et la raison 50 grammes.

On a ainsi le tableau suivant :

	Naissance	1 mois	2 mois	3 mois	4 mois	5 mois	6 mois	7 mois	8 mois	9 mois	10 mois	11 mois	12 mois
Augmentation.	»	750	700	650	600	550	500	450	400	350	300	250	200
Poids moyen.	3.250	4.000	4.700	5.350	550	6.500	7.000	7.450	9.650	8.200	8.500	8.750	8.950

En divisant par 30 l'augmentation de chaque mois, on aura pour l'augmentation quotidienne.

1er mois	2e mois	3e mois	4e mois	5e mois	6e mois	7e mois	8e mois	9e mois	10e mois	11e mois	12e mois
25 grammes	23	22	20	18	17	15	13	12	10	8	6

« Sans doute, dit M. E. Allin (1), aucun enfant ne suivra » exactement cette progression; les différentes causes individuelles et » accidentelles qui font varier l'accroissement sont trop nombreuses » pour cela. Ces nombres ne sont pas moins très-admissibles et très- » importants à retenir. »

(1) *Loc. cit.* p. 17.

CHAPITRE IV.

QUANTITÉ DE LAIT NÉCESSAIRE AU NOURRISSON POUR S'ACCROITRE PENDANT LES 3 PREMIERS MOIS

D'après M. le Dr Bouchaud

Le 1er jour, l'enfant n'avale guère plus de 3 grammes de colostrum par repas, par suite de la difficulté de la succion et du peu d'abondance de colostrum.

Le 2e jour, il en avale 15 grammes par repas.

Le 3e jour, il y en a davantage, mais pas plus de . . . . 40 grammes.

Le 4e jour. . . . . 50 —

Comme il y a en général 10 tetées dans les 24 heures, cela ne fait que . . . . 30 grammes pour le 1er jour.

150 — 2e —

400 — 3e —

550 — 4e —

Le 1er mois, la tetée est de 70 grammes à chaque repas, ce qui fait pour 9 tetées, en 24 h., environ . . . 650 grammes de lait.

A 2 mois, la tetée est de 100 gr. à chaque repas, soit pour 7 tetées dans les 24 heures environ. . . . . 700 —

A 3 mois, la tetée est de 120 gr. à chaque repas, soit pour 7 tetées dans les 24 heures environ. . . . . 850 —

A 4 mois, la tetée est de 150 gr., à chaque repas, soit pour 6 tetées dans les 24 heures environ. . . . . 950 —

Cette quantité persiste jusqu'à 9 mois et diminue à mesure que l'enfant prend davantage des aliments qui, plus tard, devront lui suffire seuls.

	10 TETÉES				9 Tetées	6 à 7 TETÉES							
	1er jour	2e jour	3e jour	4e jour	1er mois	2e mois	3e mois	4e mois	5e mois	6e mois	7e mois	8e mois	9e mois
Poids de la tetée	3 gr.	15	40	55	70	100	120	140	140	140	140	140	140
Quantité de lait dans les 24 heur.	30	150	400	550	650	700	850	950	950	950	950	950	950

Les résultats que nous avons obtenus dans le service de l'hôpital Saint-Louis et dans la Clinique de la ville ne sont pas tout à fait semblables à ceux de M. Bouchaud, à la Maternité de Paris. Nous avons eu également l'occasion d'avoir sur ce sujet l'opinion de plusieurs médecins distingués qui ont confirmé nos résultats. Madame Alliot nous répétait, il y a peu de jours, qu'elle-même trouvait ces chiffres d'accroissement trop faibles.

Nous n'avons pas encore d'observations assez nombreuses pour appuyer suffisamment notre dire : Nous avons trouvé souvent des enfants qui ont augmenté de 30 gr. par jour en moyenne pendant les cinq premiers mois, et 20 grammes par jour jusqu'à 8 mois, et de 10 grammes par jour jusqu'à 12 mois. Nous sommes portés aujourd'hui à envisager les chiffres de 25 gr. et de 15 gr. comme des *minima* au-dessous desquels il est imprudent de descendre sans compromettre le développement de l'enfant.

J'espère pouvoir le prouver un jour. Mais d'où vient la grande différence qui existe entre nos résultats et ceux de M. le docteur Bouchaud ? Je crois qu'elle tient en grande partie à l'endroit qu'il a choisi pour son expérimentation, savoir, la Maternité, bâtiment essentiellement insalubre, de l'avis de tous les médecins, comme on peut s'en assurer par l'appréciation de M. le docteur U. Trélat, chirurgien en chef de cet établissement (1).

« Les salles sont mal aérées et ne peuvent pas l'être convenablement.
» La forme claustrale du bâtiment, l'étroitesse des fenêtres, l'insuffisance
» de l'espace cubique d'air alloué à chaque malade, la disposition des
» salles en enfilade, qui ne permet pas d'ouvrir continuellement toutes
» les fenêtres des sections en repos, telles sont les causes de la mauvaise
» aération. Par cela seul le mécanisme de la désinfection naturelle est
» altéré ; l'alternance de salles perd énormément de sa valeur.

» D'autre part, l'extrême voisinage des différents services, salles de
» femmes en couche et infirmerie ; une certaine promiscuité du person-
» nel de ces services, promiscuité atténuée mais non annulée ; une orga-
» nisation des services excellente comme école d'accouchement, mais
» mauvaise comme hôpital ; une sorte de parti pris de ne faire jamais
» intervenir le médecin ni le chirurgien dans la direction hygiénique et
» la tenue de l'établissement ; telles sont les raisons diverses qui font
» de la Maternité de Paris et malgré les améliorations qu'elle a subies,
» un hôpital essentiellement défectueux. »

M. Schwartz (2), dans son admirable ouvrage sur l'Éducation des enfants, dit :

« Il ne faut pas oublier que la nutrition ne consiste pas exclusivement
» dans l'absorption de la nourriture, mais dans *son assimilation* ; or,
» celle-ci ne peut se faire que si les organes sont normaux et forts.

» La nutrition ne consiste pas seulement dans l'introduction de sub-
» stances alimentaires dans le corps, mais dans l'air, dans l'eau, dans
» la température qui viennent du dehors. La lumière même paraît être
» une source de nourriture pour les forces, ainsi que le mouvement. »

Or, si à la Maternité de Paris la quantité de lait était suffisante, si même

---

(1) U. Trélat. ÉTUDE SUR L'ORIGINE, LA MARCHE ET LA TERMINAISON DES MALADIES PUERPÉRALES DANS LES MATERNITÉS. Paris 1867.

(2) Schwartz. DE L'ÉDUCATION. 3e partie, p. 33.

les enfants étaient plus forts, les autres conditions favorables à une bonne nutrition, l'air, la température, la lumière faisaient complétement défaut. On peut même ajouter qu'une autre cause contribuait plus que toutes les autres à ce peu de développement des enfants : c'est l'agglomération des malades, ce qui, pour de jeunes enfants, constitue un fléau redoutable.

Il n'y a qu'à voir l'infirmerie des Enfants Assistés de Paris pour se convaincre de la réalité de cette cause funeste (1).

Nous croyons aujourd'hui que pour une même quantité de lait ingérée l'augmentation de poids est moins considérable dans une Maternité ou un hospice d'Enfants-Trouvés qu'en ville où les bonnes conditions du *circumfusa* existent. Ceci explique également comment les enfants élevés à la campagne croissent plus rapidement et en plus grande quantité que ceux des villes. S'ils ont souvent moins de lait à boire, ils ont une nutrition plus active, et une assimilation plus complète, grâce aux bonnes conditions du *cirçumfusa.*

(1) Nous apprenons que l'administration va enfin apporter de grandes améliorations aux infirmeries des Enfant-Asssistés qui seront plus aérées, plus grandes et divisées.

CHAPITRE V.

TRACÉS GRAPHIQUES REPRÉSENTANT LA LOI D'ACCROISSEMENT DU NOUVEAU-NÉ PENDANT LA 1re ANNÉE

La loi d'accroissement des nouveau-nés, telle que M. Bouchaud l'a formulée, peut être rendue plus frappante encore en employant le *procédé graphique des tracés.*

Planche I. — La construction de ces tracés est très-simple ; en voici l'explication telle que nous l'avons donnée dans notre deuxième mémoire lu à la Société de biologie : Il s'agit de l'observation d'un enfant à terme, né à la Maternité le 11 juillet 1865, couché au n° 1 de la salle Sainte-Marguerite.

Son poids, à sa naissance, est de 3,130 grammes. Il a été régulièrement allaité par sa mère, sous la surveillance active de madame Alliot, sage-femme en chef de l'établissement. Une élève sage-femme, placée près de la mère, surveille chaque tetée : la sécrétion lactée commence le deuxième jour et s'établit régulièrement. Chaque jour, à la même heure, l'enfant est pesé nu sur une balance sensible.

Au bas du tableau, une barre (XX) horizontale représente ce que nous nommons *une ligne de terre.* Son extrémité gauche correspond à un chiffre indiquant le poids de l'enfant au moment de sa naissance ; sur cette ligne, un astérisque marqué de la lettre P représente le poids initial ; à partir de ce point, nous trouvons d'une manière presque constante un abaissement de poids que nous figurons par une ligne descendant au-dessous de la ligne de terre. Cette ligne s'incline à droite en occupant un certain nombre de carrés de papier ; cette déviation de la ligne correspond à une série de chiffres placés à la partie supérieure et représentant la série des jours pendant lesquels le poids a été décroissant. Dans la colonne de chiffres du côté gauche, on trouve pour chacun des jours d'observation le poids de l'enfant. Dans le tableau qui est en regard de cette page, on pourra voir que le poids de naissance était de 3,130 grammes, et que le deuxième jour, le poids était de 3,000 grammes; nous indiquons cette perte par le nom de *« dépression normale ; »* nous l'attribuons en grande partie à l'évacuation du méconium, de l'urine, et à l'évaporation cutanée. A partir de ce point il y a un mouvement ascensionnel qui, au troisième jour, a regagné la ligne de terre ; l'augmentation s'arrête pendant un jour, à partir duquel l'ascension se fait d'une manière continue avec élévation rapide, à tel point que, au dix-neuvième jour de l'observation, le sommet de la courbe correspond au poids de 3,710 grammes (augmentation : 580 grammes). Il est évident que, dans l'intervalle de quinze jours, c'est-à-dire depuis le retour à la ligne de terre jusqu'à l'ascension complète, il y a un gain de 38 grammes en moyenne par jour.

Tous les tracés sont faits de la même manière ; il suffit donc de les voir pour s'assurer immédiatement de l'état de prospérité de l'enfant. Mais ce qu'il importe de remarquer dans la première planche, c'est l'irrégularité *apparente* de l'accroissement de poids ; la nature agissant par efforts. Après une forte augmentation, il y a quelques jours de repos, puis une nouvelle augmentation suivie encore de repos.

Planche II. — La deuxième planche est destinée à montrer la loi d'accroissement du nouveau-né pendant un an. Elle a été construite par nous sur les données de M. Bouchaud.

Le premier tracé est une observation d'un enfant pesé pendant un an à la Maternité.

Le deuxième tracé est une moyenne obtenue d'après huit enfants pesés pendant un an.

La troisième planche représente deux tracés :

1° Un tracé d'un enfant pendant les six mois qu'il a passés dans le service de M. Hardy.

2° Le deuxième est celui d'un enfant né dans le même service et que nous avons suivi pendant toute l'année. La mère était nourrice du service d'accouchement.

Nous pourrions joindre à ces deux exemples physiologiques un grand nombre d'autres que nous possédons aujourd'hui, cent soixante-neuf tracés pris au service d'accouchement de Saint-Louis et de la Maternité. Mais la nature de ce travail et les frais considérables que nécessite la reproduction des tracés nous obligent à nous borner à ces quinze tracés physiologiques ; on voit du reste suffisamment le parti qu'on peut tirer des tracés pour reproduire les chiffres des pesées.

CHAPITRE VI.

DÉVIATIONS DE LA LOI D'ACCROISSEMENT DES NOUVEAU-NÉS, PAR SUITE D'UN MAUVAIS ALLAITEMENT OU DE MALADIES DE LA MÈRE

Nous voulons, avant de terminer ce travail, donner quelques exemples d'accroissements irréguliers....

Nous les empruntons à ceux que nous avons présentés à l'Académie de médecine.

Nous n'avons point l'intention de passer en revue ici les causes nombreuses qui empêchent l'accroissement normal de l'enfant, de se faire d'après les lois ci-dessus indiquées, ce qui nous entraînerait trop loin; nous réservons ce sujet pour un prochain mémoire. Nous croyons faire ainsi ressortir encore davantage l'utilité *de la pesée* répétée et régulière telle que nous la proposons.

Allaitement irrégulier (Mère coupable).
(Voir planche I.)

Le 2e tracé qui se trouve sur la 1re planche en pointillé représente l'observation d'un enfant né à terme et en bonne santé, ayant une mère qui présentait toutes les apparences d'une bonne nourrice. Seulement cette femme ne veut pas nourrir son enfant, en sorte que ce dernier, loin d'augmenter de poids, diminue chaque jour, et serait mort d'inanition s'il était resté encore quelques jours à l'hôpital.

Le point de départ P' de la ligne de terre commence à 3,500 grammes : l'un des chiffres élevés de la néo-naissance. L'on voit d'abord la ligne d'accroissement descendre au-dessous de la ligne terrestre, ce qui n'a rien de surprenant, ce fait étant physiologique. Mais l'abaissement dépasse les limites ordinaires en descendant jusqu'à 3,200 grammes ; on reconnaît alors que la mère refuse d'allaiter son enfant et qu'elle se rend coupable d'un véritable infanticide. Sur les représentations qui lui sont adressées, elle nourrit son enfant, et l'on voit la ligne de développement remonter jusqu'à 3,350 ; mais, comme on ne peut exercer toujours une surveillance suffisante, la femme cesse de nouveau d'allaiter son enfant, et l'on voit la courbe redescendre avec des irrégularités jusqu'à tomber à 3,120 grammes pour remonter le quatorzième jour à 3,150 grammes. Ici, l'observation est interrompue par la sortie de la mère et de l'enfant. — Ce fait donne l'occasion de faire deux réflexions importantes : 1° dans un espace de treize jours, un enfant a pu perdre 350 grammes de son poids, tandis qu'il aurait dû acquérir en moyenne 420 grammes; cette déperdition n'a jamais été compensée par aucune augmentation, preuve d'insuffisance absolue de nourriture ; l'enfant s'est nourri de lui-même par une espèce d'autophagie ; 2° l'ascension de la courbe, bien qu'au-dessous de la ligne normale, a eu lieu au moment où l'on a surveillé la mère et où on l'a forcée à nourrir ; mais nous avons dit que la surveillance n'a pu être continuée d'une manière régulière ; cette surveillance est impossible, en effet, dans les établissements hospitaliers, faute d'un personnel suffisant. Dans une salle de 30 femmes en couche, nous déclarons formellement que deux infirmières ne peuvent pas suffire aux différents travaux et aux différentes obligations de leur profession. Si elles travaillent, elles ne peuvent pas surveiller ; si elles surveillent, elles ne peuvent pas travailler.

Allaitement régulier (Mère entêtée).
(Voir planche IV.)

L'enfant qui fait le sujet de cette observation était né à terme et bien conformé. Il pesait 4,450 grammes au moment de sa naissance.

Sa mère, femme robuste, présentant d'ailleurs tous les caractères d'une bonne nourrice, ne voulut pas se conformer aux règles de l'allaitement régulier. Elle prétendait en savoir plus que les médecins et montra une telle persévérance dans sa manière de voir, que M. Hardy nous engagea à ne pas insister davantage et à abandonner l'enfant à son malheureux sort.

Le premier jour, l'enfant perdit 250 grammes ; il était très-gros, il rendit passablement d'urine et de méconium.

Le deuxième jour, il perdit encore 175 grammes de son poids : le méconium et les urines furent abondantes.

Le troisième jour, la sécrétion lactée qui s'était établie régulièrement chez la mère depuis la veille était abondante.

Le quatrième jour, chute du cordon. On peut voir par le tracé ci-joint les oscillations que présente la courbe.

Le onzième jour, l'enfant ne pesait plus que 3,870. Ainsi, non-seulement il ne reprit pas son poids de naissance le cinquième jour, mais il perdit, le jour de sa sortie de l'hôpital, 575 grammes, alors qu'il aurait dû présenter une augmentation de 200 grammes environ. Que s'était-il passé ? Cependant l'enfant était parfaitement viable, la mère avait beaucoup de lait....

Voici le mode d'allaitement employé par cette femme :

Persuadée que plus il absorberait de lait, plus aussi il se développerait, elle lui faisait faire des tetées très-fortes : après chacune d'elles, l'enfant vomissait le lait absorbé.... Chaque jour il avait des selles claires, verdâtres et abondantes.

Puis, comme il criait continuellement, elle lui donnait à tout moment le sein pour le calmer. Chaque tetée était suivie de vomissements.

Le résultat de cet allaitement trop abondant, irrégulier, dû à une mère entêtée et à préjugés, fut le même que si elle lui avait refusé le sein..... Tous les jours, l'enfant perdait de son poids, et il serait mort d'inanition comme les animaux employés par M. Chossat, comme les enfants dont parle M. Bouchaud dans sa thèse, comme les enfants dont nous avons parlé dans notre mémoire, après avoir perdu le tiers de leur poids.

Ici, la balance, en nous révélant l'arrêt de développement du nouveau-né, nous en a fait chercher la cause. Nous l'avons trouvée dans le mode d'allaitement. Si nous avions eu à ce moment des nourrices disponibles, ou si la mère avait été moins entêtée, nous aurions pu remédier dès le début à cette diminution de poids.

Mauvais allaitement. — *Mère malade.*
(Voir planche V.)

Le tracé de la IVe planche est pris au point de vue physiologique et pathologique. Il est évident qu'il appartient à un enfant vigoureux ayant une bonne nourrice.

Dès le jour de sa naissance, l'enfant pèse 3,600. Le douzième jour, après un allaitement maternel très-bien suivi, son poids est de 3,030 (acquisition : 330 grammes). La mère veut continuer l'allaitement, bien qu'elle soit prise à cette époque d'un abcès de la fosse ischio-rectale avec fièvre. Le trente-troisième jour, Mme Alliot reconnaît que l'enfant avait cessé de faire des progrès : elle le fait peser et trouve 3,850 (perte : 80 grammes). — De concert avec M. le docteur Ulysse Trélat, elle confie l'enfant à une nourrice, et l'on voit alors se rétablir un état de prospérité marquée par une ligne ascendante presque régulière, si bien que, le soixante-douzième jour, l'enfant pèse 4,470 grammes (soit une acquisition de 630 grammes en 37 jours).

Nous avons deux observations à présenter à l'égard de ce fait :

1° L'acquisition est plus satisfaisante en apparence qu'en réalité. Bien que la courbe ait été régulièrement ascendante, elle ne s'élève pas au poids physiologique, car depuis le jour où l'enfant a été confié à une nourrice, il aurait dû gagner, en moyenne, 30 grammes par jour, ce qui aurait donné un produit de 1 kil. 110 gr., tandis que, en réalité, il n'a gagné que 620 grammes.

2° La deuxième observation est relative à la nourrice elle-même ; si l'enfant n'a pas prospéré, cela n'a pas dépendu d'elle, mais de circonstances indépendantes auxquelles elle est parfaitement étrangère. On lui a permis de garder son enfant, et de l'allaiter tout en lui donnant un nourrisson étranger. L'allaitement double est essentiellement défavorable ; quelque bonne que soit une nourrice, elle ne peut fournir qu'à un enfant ; nous en avons d'ailleurs une preuve dans un fait d'un autre ordre, mais essentiellement corrélatif : l'allaitement unilatéral. Dans ce cas, nous avons vu bien rarement des résultats heureux de l'allaitement par un seul sein. Une demi-nourrice ne convient pas plus à un enfant qu'une nourrice entière à deux enfants.

Mauvais allaitement. — *Mère malade, puis guérie.*
(Voir planche VI.)

Le tracé de la planche VIe est celui d'un enfant né à terme en bonne santé et pesant 3,500 à sa naissance.

Sa mère, à la suite de son accouchement, est prise de symptômes de péritonite qui cèdent le 13e jour... Elle voulait absolument nourrir son enfant, et l'a en effet gardé tout le temps de son séjour à l'hôpital.

Que voit-on : l'accroissement de l'enfant rester stationnaire jusqu'au 17e jour et reprendre ensuite sa marche progressive.

Il est évident que la balance nous a rendu un grand service en nous montrant que l'enfant restait à peu près stationnaire et qu'il pouvait à la rigueur être conservé à sa mère qui désirait le nourir elle-même.

S'il avait diminué, comme le 2e tracé l'indique, il aurait fallu lui donner une autre nourrice. Lorsque la balance nous prouve que l'accroissement reprend son cours normal à partir du 17e jour, nous n'avons plus de crainte à avoir sur la santé de l'enfant, tandis que si l'état stationnaire s'était encore prolongé, il y aurait eu nécessité de lui donner une nourrice.

Allaitement régulier avec une mère malade.
(Voir planche VII.)

Il ne faudrait pas croire cependant que toute maladie de la mère entraîne nécessairement une diminution ou un arrêt de la sécrétion lactée, et consécutivement un état stationnaire ou même un abaissement du poids du nouveau-né. Voici un exemple frappant de ce que nous avançons.

Il suffit de jeter un coup d'œil sur la planche 7. Un enfant pesant 4 k. 50 g. sort le onzième jour du service de M. Hardy pesant 4 k. 450 g., soit 400 g. de plus qu'à sa naissance. — Il aurait gagné même davantage si pendant les trois derniers jours sa mère ne s'était pas départie des règles de l'allaitement régulier qu'elle avait observées au début, ce qui déterminait chez son enfant des indigestions continuelles par excès de lait.

Or, dès le troisième jour, cette femme a été prise de fièvre, de douleurs abdominales assez fortes pour nécessiter l'emploi du collodium sur le ventre et de laudanum à haute dose en lavement. Malgré cela l'enfant ne teta que la mère et ne se ressentit pas de sa maladie.

Les quelques faits que nous venons de citer prouvent le rapport intime qui existe entre le mode d'allaitement et l'accroissement de l'enfant ainsi que la possibilité de vérifier celui-ci par les pesées régulières et répétées.

RÉSUMÉ

Ce que nous venons de lire peut se résumer en quelques lignes :

Comme tout être organisé l'enfant s'accroît suivant une loi parfaitement définie.

Les modifications qu'éprouve le poids de son corps par suite de son augmentation graduelle sont un des signes de cet accroissement.

Il y a donc entre ces deux termes : accroissement et augmentation de poids un rapport constant, en sorte que lorsque l'accroissement n'a lieu que lentement ou même cesse de se faire, le poids de l'enfant n'augmente que faiblement ou reste stationnaire.

Mais on sait que cet accroissement de l'enfant est le résultat du travail de la nutrition.

La nutrition en effet a besoin pour s'accomplir de l'absorption d'une certaine quantité de lait administré suivant les règles de l'allaitement, et qui, pour être assimilé, aura besoin et de l'action des organes et de l'intervention des agents extérieurs connus sous le nom de *circumfusa*, et qui sont : l'air, la lumière, la chaleur. Si l'aliment est insuffisant (si les organes digestifs sont malades, si les conditions d'un bon *circumfusa* n'existent pas), la nutrition est incomplète et l'accroissement est arrêté dans sa marche progressive.

Et d'après ce que nous venons de dire sur le rapport qui existe entre l'accroissement et le poids, nous pouvons être certain que le poids de l'enfant diminuera ou restera stationnaire. En prenant, par conséquent, le *poids du corps* comme signe certain des résultats de l'allaitement, nous avons là un moyen de contrôle exact qui ne pourra être fourni aussi complétement par aucun autre signe. C'est encore, on le voit, la consécration du système des pesées régulières que nous cherchons à faire prévaloir comme contrôle direct de l'allaitement.

Nous désirons voir leur emploi se *généraliser à tous les enfants pendant leur première année, dans le but d'obtenir par un allaitement parfaitement normal, un accroissement toujours maximum.* Or, nos observations personnelles à la Maternité, à l'hôpital Saint-Louis, à l'hospice des Enfants-Assistés, nous prouvent que ce but est rarement atteint, surtout lorsque le soin de l'allaitement est abandonné à des règles nombreuses, le plus souvent mal observées et difficiles à appliquer.

La nécessité d'un accroissement maximum ressort des inconvénients d'une croissance incomplète qu'il suffit d'énumérer.

La faiblesse consécutive amène plus facilement le développement des maladies constitutionnelles, héréditaires ou acquises.

Elle détermine une inpressionnabilité plus grande de l'organisme à contracter les maladies épidémiques et contagieuses.

Elle diminue la résistance qu'il peut opposer aux causes morbides extérieures de tout genre.

Enfin lorsque une affection se sera déclarée dans une de ces économies devenue faible et incapable de réaction par suite de son accroissement incomplet, elle suivra une marche comparable à celle qui se développe dans la convalescence des maladies aiguës ou chroniques ou dans leur cours. La conséquence thérapeutique qui découle de ce fait est importante à connaître : lorsqu'on se trouvera vis-à-vis d'un enfant faible, malade, il faudra soutenir ses forces au moyen de toniques et de reconstituants, comme le lait d'une nourrice, le sirop de quinquina uni au sirop d'écorce d'orange. Il faut recourir surtout aux excitants de tout genre de la peau, comme les affusions, les frictions, les bains sulfureux, aromatiques et autres, qui pour les jeunes enfants constituent un moyen excellent, bien préférable, à notre avis, à celui qui consiste à leur ingérer des médicaments par la bouche.

Grâce à cet accroissement maximum qu'on obtiendra habituellement, on verra diminuer le nombre des scrofuleux, des phthisiques, des aliénés, ainsi que la mortalité si considérable du premier âge ; et la race elle-même, loin de s'affaiblir, se fortifiera davantage.

APPENDICE

BALANCE DE MM. ODIER ET BLACHE (fils)

Nous ajoutons à la fin de ce travail le dessin de la balance portative que mon ami Blache et moi avons fait construire à M. Mathieu.

C'est une petite romaine qui permet de peser un enfant de 1 k. à 10 k. et qui est sensible à 20 g. près. — Elle est très-portative, se démonte facilement en trois parties et peut être mise dans la poche (1). M. le docteur Blot y a introduit une modification très-heureuse, qui permet de peser un poids inférieur à un kilo, et cela dans le but de pouvoir peser à part les vêtements de l'enfant (ce qui permet de prendre le poids du nouveau-né tout habillé).

Une boule de cuivre plus petite que la première est ajoutée à l'instrument et le remplace lorsque l'on veut peser des objets légers.

M. le professeur Thury, de Genève, directeur de l'établissement de construction des instruments de physique, fondé par M. le professeur de la Rive, dans cette ville, nous a construit sur ce modèle un instrument de précision sensible à 10 grammes; en outre le point sur lequel repose le fléau est fixe, ce qui donne plus de solidité à l'appareil.

D'après les conseils de M. le docteur Gautier, médecin distingué de Genève, M. Thury a fait allonger la tige de la romaine de quelques

(1) Voir, pour la description de la balance, notre 2ᵉ Mémoire.

centimètres, ce qui permet de peser un objet de 1 gramme comme un objet de 11 kilos. (N° de construction 568.)

Nous donnons ici la figure de l'instrument que nous a construit M. Mathieu, et qui a été présenté à l'Académie de médecine.

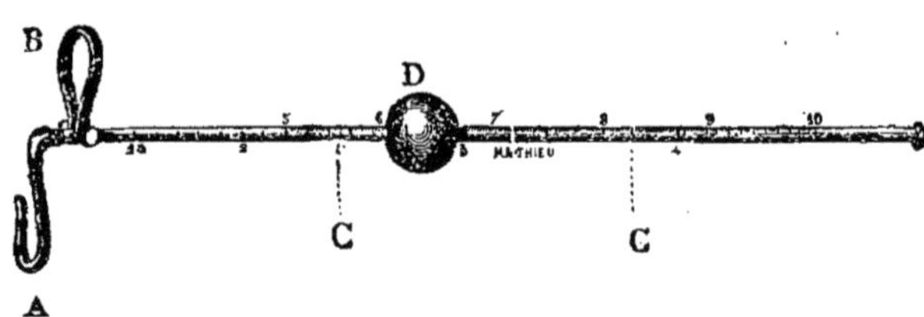

TABLE DES MATIÈRES

EXPLICATION DES PLANCHES

Colonne verticale de chiffres représentant la succession de poids en grammes.

Colonne horizontale de chiffres représentant la succession des jours et des mois.

X. X'. — Ligne de terre.

P. P'. — Poids de l'enfant au moment de la naissance.

R. — Déperdition du poids des nouveau-nés les jours qui suivent leur naissance.

— Jour de la chute du cordon.

Q. — Jour où le poids de naissance est retrouvé.

S. S'. — Poids de l'enfant le jour de la sortie de l'hôpital.

Paris. — Imp. FÉLIX MALTESTE et Cᵉ, rue des Deux-Portes-St-Sauveur, 22.

Pl. I.

Développement des nouveaux-nés

1.er Tracé representant l'accroissement de poids d'un nouveau-né pendant 19 jours.
2.e Tracé Pathologique. _ Enfant privé de nourriture.

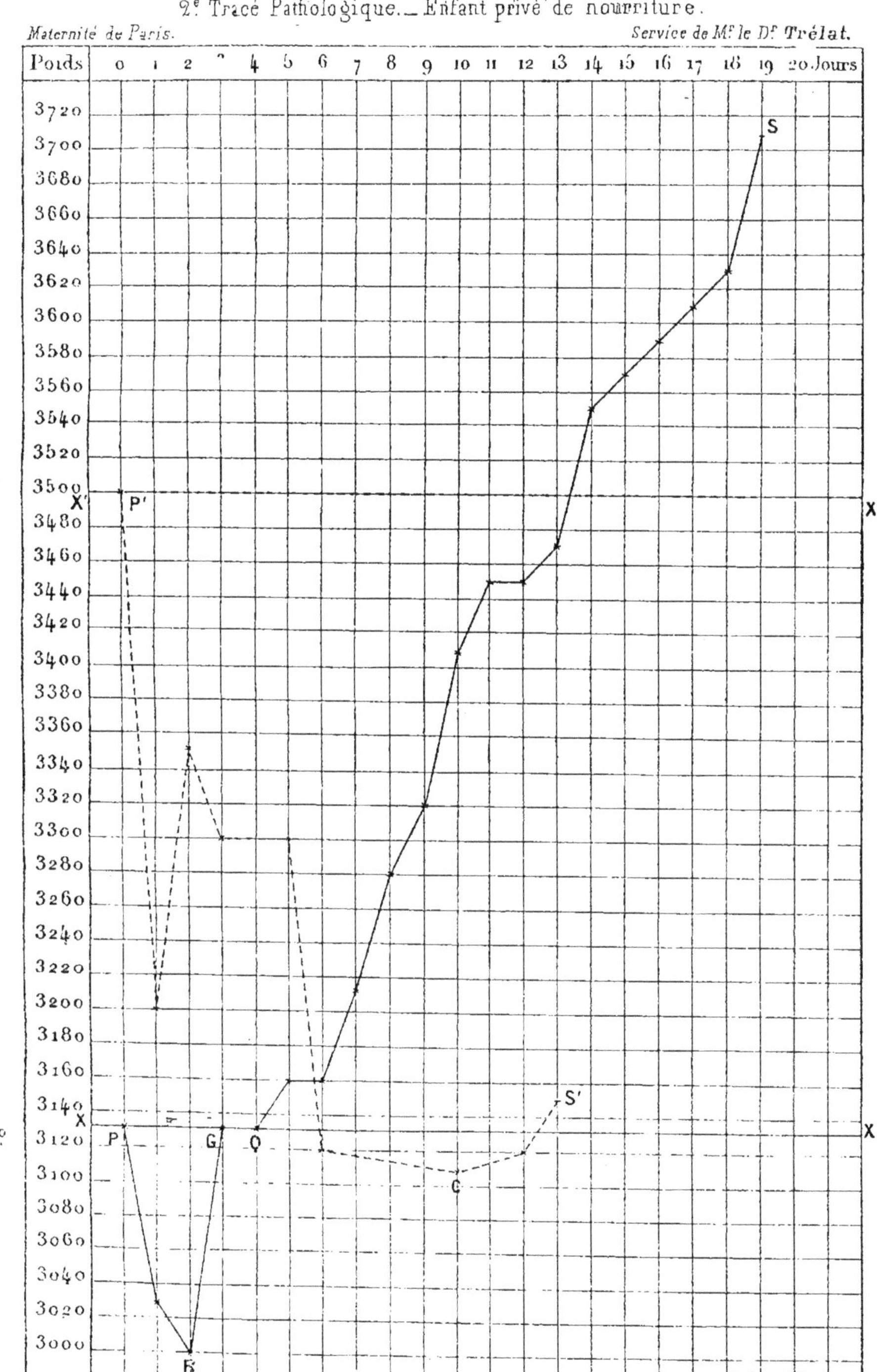

Pl. II

Développement des nouveaux-nés.

Tracé représentant l'accroissement de poids d'un nouveau-né.
pendant la 1ère année

Maternité de Paris

(Extrait) Thèse de Mlle Dr Bouchaud

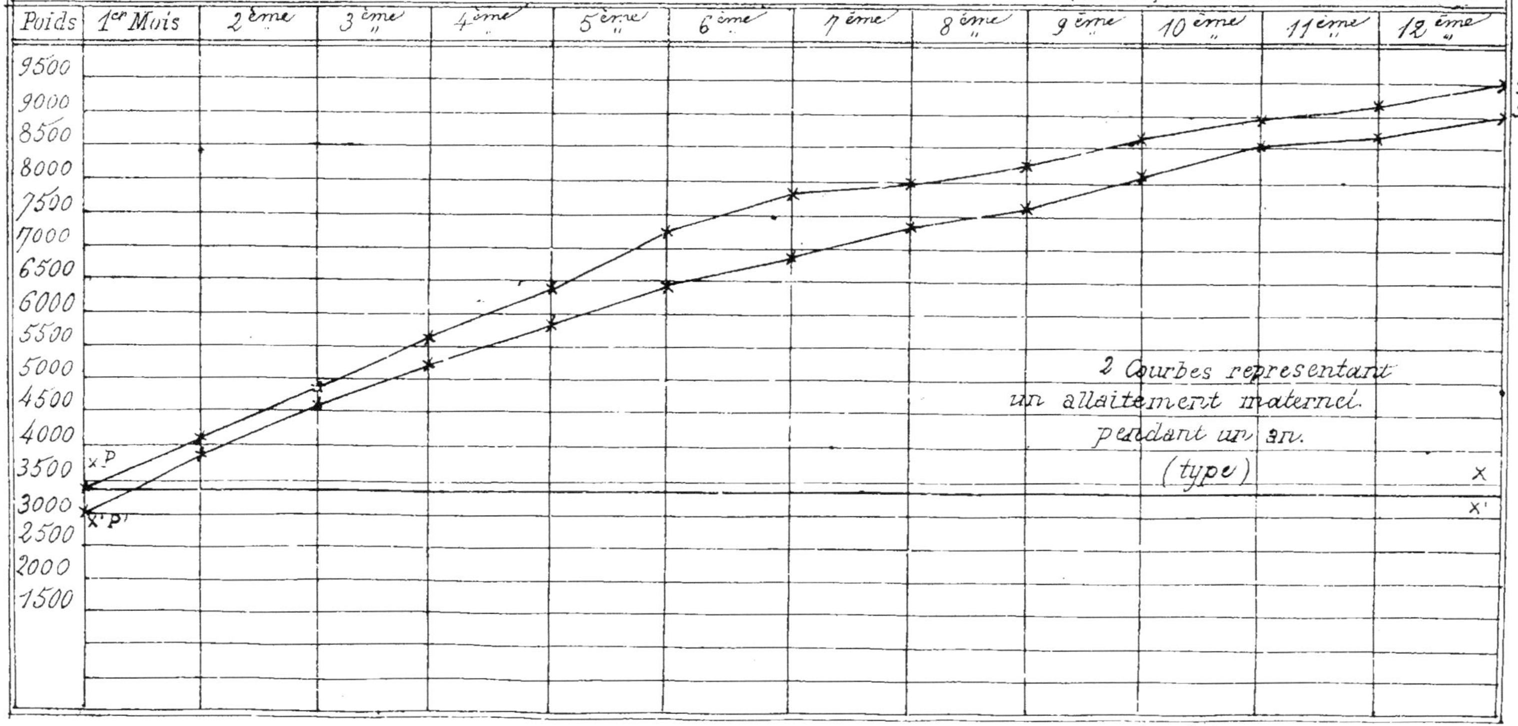

Poids | 1er Mois | 2ème | 3ème | 4ème | 5ème | 6ème | 7ème | 8ème | 9ème | 10ème | 11ème | 12ème

9500
9000
8500
8000
7500
7000
6500
6000
5500
5000
4500
4000
3500
3000
2500
2000
1500

S.
S'
x P
X' P'
X
X'

2 Courbes representant
un allaitement maternel.
pendant un an.
(type)

Odier et Blache fils

PL. III.

Développement des nouveaux-nés.

Tracé représentant l'accroissement de deux nouveau-nés du service de Mr Hardy
l'un pendant 5 mois, l'autre pendant un an.

Hôpital St Louis 1866.

Service de Mr le Professeur Hardy.

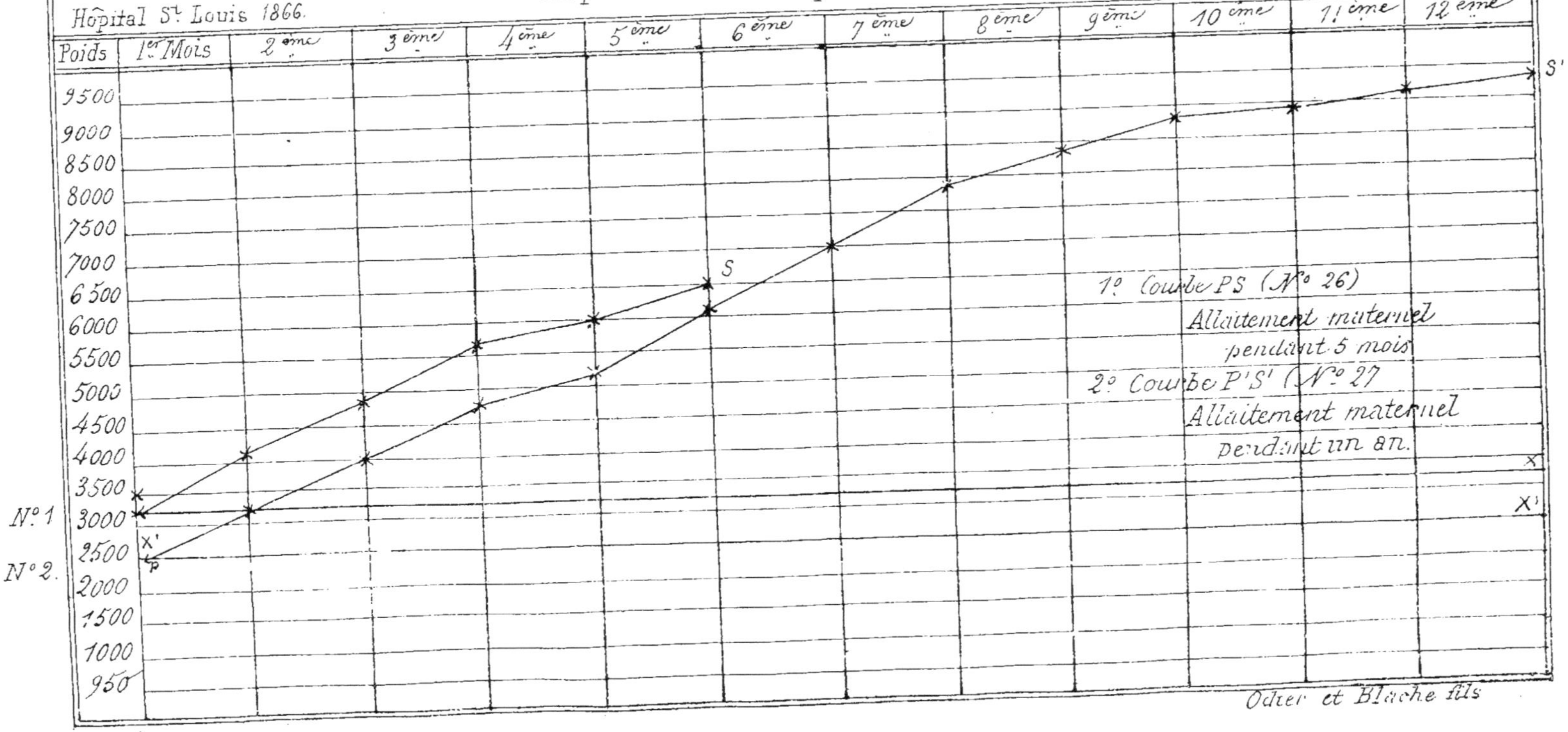

Odier et Blache fils

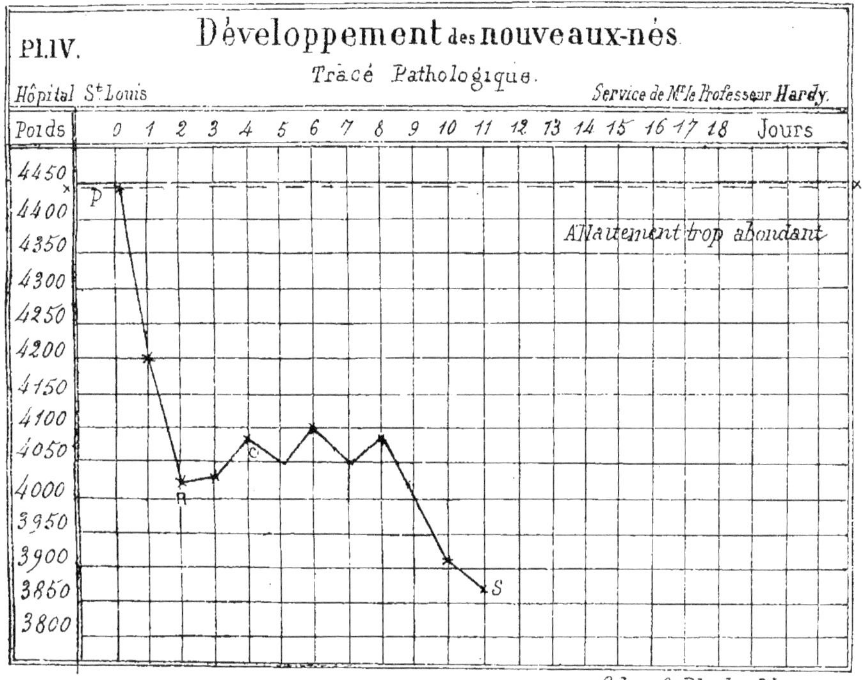
Pl.IV.
Développement des nouveaux-nés
Tracé Pathologique.
Hôpital St Louis
Service de Mr le Professeur Hardy.
Poids
0 1 2 3 4 5 6 7 8 9 10 11 12 13 14 15 16 17 18
Jours
4450
4400
4350
4300
4250
4200
4150
4100
4050
4000
3950
3900
3850
3800
P
R
C
S
Allaitement trop abondant
Odier & Blache fils

Pl. V.

Développement des nouveaux-nés.

Tracé Physiologique et Pathologique.

Maternité de Paris, 1865

Service de Mr le Dr **Trélat**

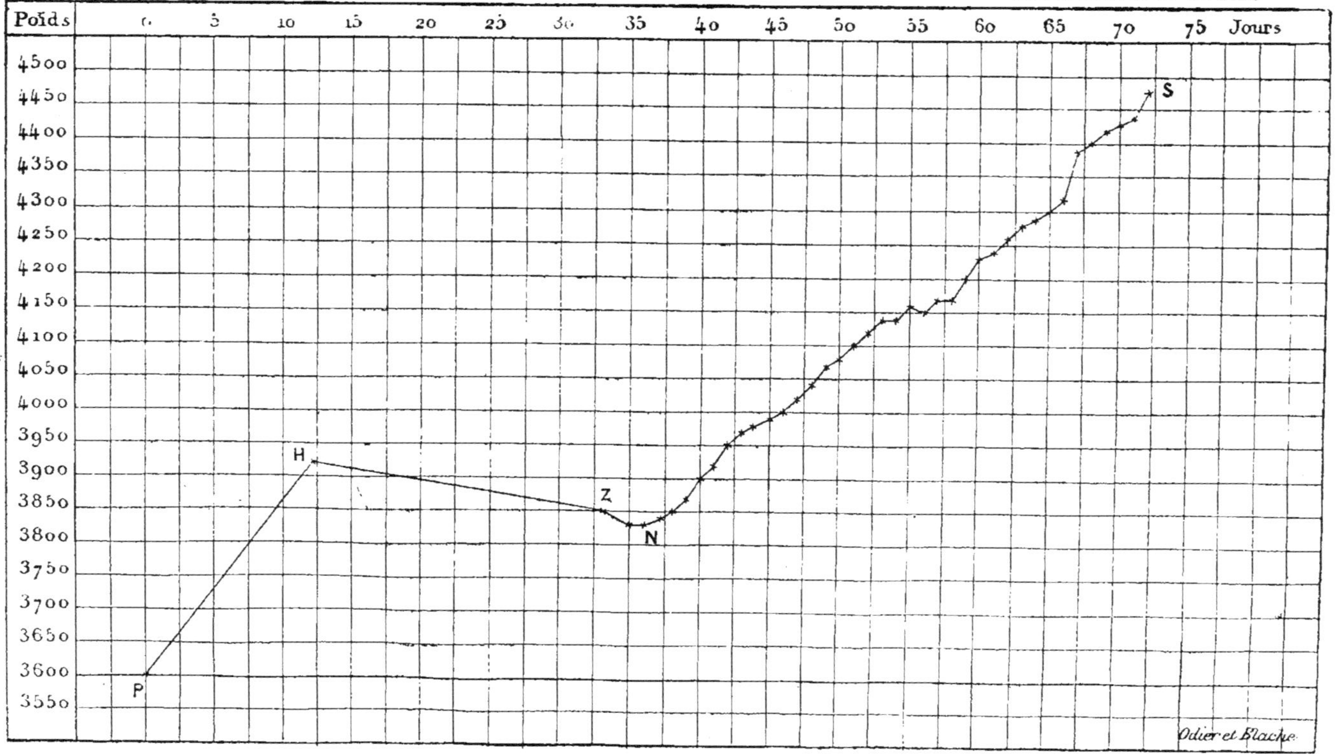

Poids — 0 5 10 15 20 25 30 35 40 45 50 55 60 65 70 75 Jours

4500
4450
4400
4350
4300
4250
4200
4150
4100
4050
4000
3950
3900
3850
3800
3750
3700
3650
3600
3550

P H Z N S

Odier et Blache.

Pl. VI.

Développement des nouveaux-nés.

Tracés Physiologiques et Pathologiques.

Hôpital St-Louis (1866)

Service de Mr le Professeur Hardy

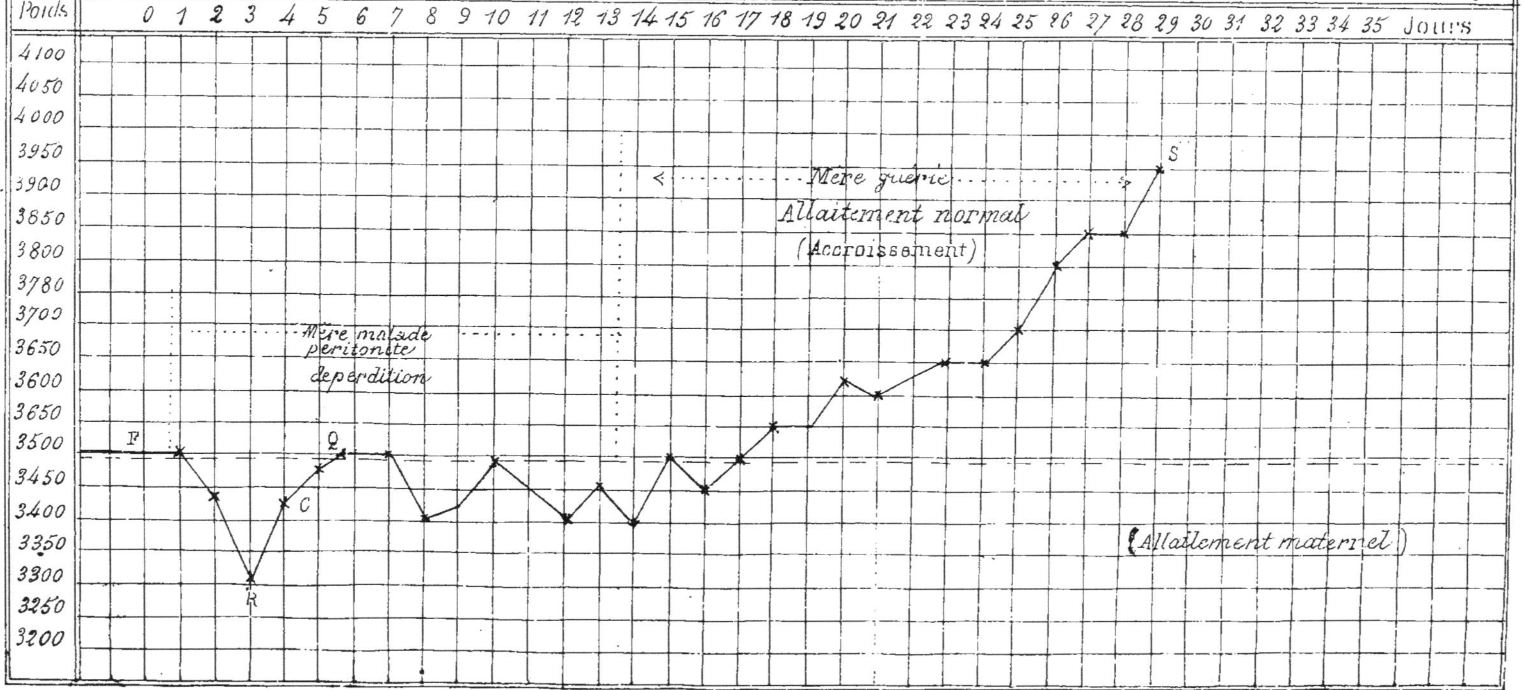

Odier & Blache fils

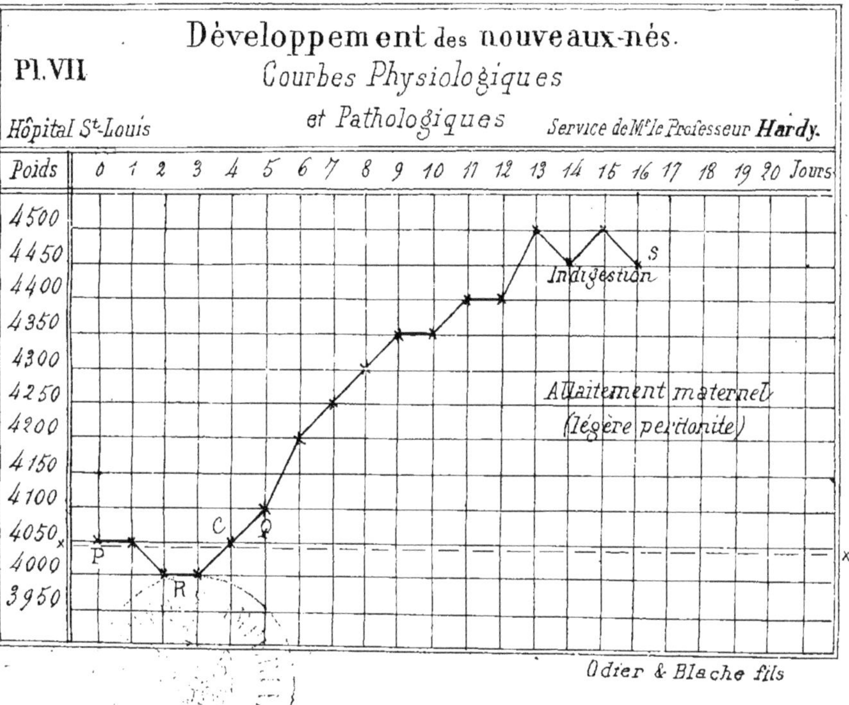
Développement des nouveaux-nés.
Pl. VII
Courbes Physiologiques
et Pathologiques
Hôpital St-Louis
Service de Mr le Professeur Hardy.
Poids
0 1 2 3 4 5 6 7 8 9 10 11 12 13 14 15 16 17 18 19 20 Jours
4500
4450
4400
4350
4300
4250
4200
4150
4100
4050
4000
3950
S
Indigestion
Allaitement maternel
(légère péritonite)
C
Q
P
R
Odier & Blache fils

www.ingramcontent.com/pod-product-compliance
Ingram Content Group UK Ltd.
Pitfield, Milton Keynes, MK11 3LW, UK
UKHW022135190726
13855UKWH00003B/1156